AF296109

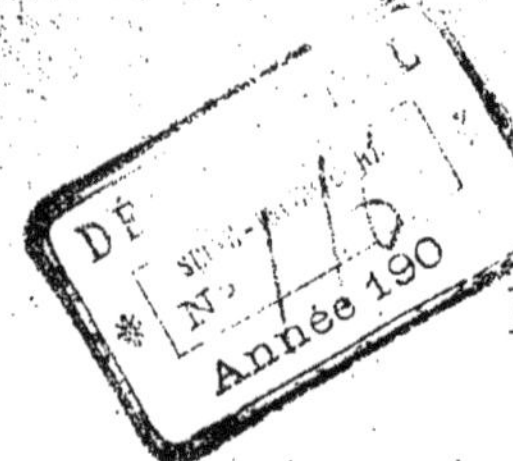

IVe CONGRÈS PÉRIODIQUE

DE

GYNÉCOLOGIE, D'OBSTÉTRIQUE ET DE PÆDIATRIE

De la Pyélonéphrite

dans ses

rapports avec la Puerpéralité

RAPPORT

FAIT

Par le Docteur **Félix LEGUEU,**

Professeur agrégé à la Faculté de Médecine de Paris,
Chirurgien de l'Hospice de Bicêtre.

ROUEN

IMPRIMERIE LECERF FILS

1904

DE LA PYÉLONÉPHRITE

DANS SES RAPPORTS AVEC LA PUERPÉRALITÉ

RAPPORT

Par le Docteur Félix LEGUEU

Professeur agrégé à la Faculté de Médecine de Paris,
Chirurgien de l'hospice de Bicêtre.

Il est des pyélonéphrites qui naissent pendant la puerpéralité sur un rein jusqu'alors intact. Leurs lésions sont préparées et entretenues par la grossesse elle-même ; et lorsqu'avec l'évacuation de l'utérus cesse la compression de l'uretère, la pyélonéphrite disparaît, à moins que les lésions ne soient trop intenses ou trop profondes. L'existence de ces pyélonéphrites est donc immédiatement et directement liée à la puerpéralité ; leur histoire commence toujours et finit souvent avec la grossesse, dont elles sont une complication ; et pour caractériser cette union intime, cette solidarité, on les dit « gravidiques ».

Il est aussi, pendant la grossesse, des pyélonéphrites d'un autre genre. Une femme dont le rein est déjà malade devient enceinte : la lésion rénale n'est plus ici sous la dépendance de la puerpéralité ; elle avait avant le développement de l'utérus une existence autonome, elle la continuera plus tard. La grossesse peut tout au plus modifier momentanément les allures de la pyélonéphrite ; elle agit comme une complication transitoire, mais elle ne commande ni le développement ni la guérison de la lésion rénale.

Pyélonéphrites consécutives et *pyélonéphrites préexistantes* à la grossesse : c'est à ce double point de vue que l'on doit se placer pour apprécier dans leur ensemble les rapports de la pyélonéphrite et de la puerpéralité.

Mais je me garderai bien de consacrer le même développement à ces deux groupes de faits ; ils n'ont ni la même importance, ni le même intérêt. C'est aux pyélonéphrites consécutives à la grossesse, aux pyélonéphrites gravidiques, que va correspondre le développement de ce rapport, et je veux seulement dire un mot, en commençant, de l'influence que la grossesse exerce sur une pyélonéphrite antérieure.

Lorsqu'une femme déjà malade du rein devient enceinte, il y a de grandes chances pour que la grossesse aggrave la pyélonéphrite préexistante.

Dans un cas d'Israël[1], par exemple — il est vrai qu'il s'agissait ici de tuberculose — l'aggravation fut telle que le rein dut être enlevé au milieu de la grossesse, ce qui n'empêcha pas l'accouchement de se faire à terme et dans de bonnes conditions.

Cette influence aggravante de la grossesse peut, il est vrai, passer facilement inaperçue : la pyélonéphrite était latente, ses manifestations étaient discrètes ou se réduisaient à la purulence des urines; on ne croyait même plus le rein malade, et il faut un accident nouveau pour attirer l'attention de ce côté, pour remuer les vieux souvenirs et retrouver les traces d'une lésion antérieure.

Ainsi, les malades de Lohmer, de Maberly, de Twynam, dont il sera parlé plus loin avec les pyélonéphrites gravidiques, avaient eu dejà des urines troubles avant leur grossesse. Les accidents observés n'étaient alors que le réveil d'une lésion antérieure méconnue, et je pense qu'il en est souvent ainsi.

C'est, d'ailleurs, l'opinion du professeur Pinard qui disait, en 1899, à la Société d'Obstétrique : « Les femmes atteintes de pyélonéphrite au cours de la grossesse étaient certainement malades antérieurement de leur rein, et la grossesse apportant un obstacle matériel à l'écoulement urétéral détermine des accidents. »

Cependant, il semble que cette influence aggravante de la grossesse ne s'exerce pas au même degré sur les pyélonéphrites ou pyonéphroses *fistuleuses*. Les malades qui, après la néphrostomie, déversent une partie de leurs urines par la plaie lombaire, échappent aux accidents qui résultent chez d'autres de la compression de l'uretère. Chez elles, la grossesse ne modifie en rien la lésion du rein. Ainsi, sur trois malades fistuleuses du service de mon vénéré maître M. le professeur Guyon, il n'y eut pendant la grossesse aucun incident appréciable ; le rein malade continua à s'évacuer par la plaie lombaire et l'accouchement se fit à terme et sans encombre. Une de ces observations est même particulièrement intéressante : il s'agit d'une malade qui, quelques années après une néphrectomie droite, dut subir la néphrostomie du rein gauche pour des accidents d'anurie. Elle conserva, de ce côté, une fistule uropurulente, et depuis lors toutes les urines passent par la plaie lombaire. Eh bien ! malgré cela, cette malade est devenue enceinte, sa grossesse a été menée à terme, sans incident, et l'accouchement s'est bien passé malgré que son rein soit unique, infecté et fistuleux. Et je ne pense pas qu'il y

---

1. Israel : *Erfahrungen über Nierenchirurgie*; Archiv. von Langenbeck, 1894; vol. 47, p. 398.

ait une observation plus précieuse pour montrer que, dans un rein préalablement infecté, la fistule est une sauvegarde contre les accidents que la grossesse pourrait entraîner.

Et maintenant, pour connaître la nature de ces accidents, nous n'avons qu'à faire l'histoire des *pyélonéphrites gravidiques*, c'est-à-dire de celles qui sont créées par la grossesse sur un rein jusqu'alors intact.

La connaissance des pyélonéphrites de la grossesse est de date récente. Rayer[1] fut le premier à entrevoir cette affection. Dans le tome III de son remarquable « Traité des maladies des reins », il écrit un chapitre sur les « Rapports de la pyélite et de la grossesse » ; il y montre l'influence de l'utérus gravide sur l'inflammation des bassinets et il dit textuellement : « Le développement de la matrice dans la grossesse est une cause fréquente de cystite, de distension rénale, et par suite, d'inflammation des uretères, des bassinets et des reins ». Ailleurs, parlant des pyélites consécutives à l'accouchement, il ajoute : « Après des accouchements laborieux, les bassinets peuvent s'enflammer par suite de lésion ou d'inflammation de la vessie, d'inflammation de l'utérus ou du tissu cellulaire extra-péritonéal ; mais presque toujours les reins eux-mêmes participent aux désordres variés que cette circonstance a fait naître; parfois même, ces organes sont le siège des lésions principales, ou bien même, les bassinets ne sont point affectés » (p. 112).

Quelques années plus tard, en 1877, Chamberlain[2] reprend la même idée, la développe, la précise ; avec lui intervient nettement la notion *de la compression de l'uretère* par l'utérus gravide : « Si, dit-il, la simple inflammation ascendante des muqueuses suffit à provoquer dans les conditions ordinaires des lésions rénales ascendantes, combien plus aisément doivent agir les contusions et les déchirures de l'accouchement? L'uretère et le rein sont en état d'opportunité morbide : l'un est congestionné, l'autre un peu comprimé et dilaté, la vessie souvent enflammée aussi. La cystite d'une part, de l'autre les cellulites et lymphangites pelviennes, peuvent donner lieu à l'uretéro-pyélite ascendante. »

Cependant ces idées n'attirent que peu l'attention des accoucheurs; les observations restent rares, et il faut arriver à 1889 pour trouver un nouveau travail sur cette question. Cette année-là, dans

1. RAYER : *Traité des maladies des reins* ; t. III, p. 112 et 241.
2. CHAMBERLAIN : *Amer. Journ. of Obstetrics* ; 1877.

unc thèse de Würzbourg, Kruse[1] relate un cas observé par lui à la Charité de Berlin, discute la pathogénie, dont il a d'ailleurs une conception inexacte, et signale en passant les indications de l'accouchement provoqué.

C'est donc un peu à tort que l'on a jusqu'alors attribué les premières observations de pyélonéphrite gravidique à Reblaub[2]; mais il reste à cet auteur le mérite incontestable d'avoir, le premier, au Congrès français de chirurgie de 1892, précisé la genèse de l'affection en montrant comment la rétention du bassinet constitue un admirable milieu de culture pour les agents pathogènes qui s'éliminent par le filtre rénal.

Dès lors, les observations se multiplient, et les publications aussi. Voici en 1893 la thèse de Bonneau[3], un mémoire de Vinay[4], puis en 1896 encore les observations de Bué[5], de Routier[6]; en 1897, celles de Navas[7].

On commence à se préoccuper du traitement; tandis que Twynam[8] envisage plus spécialement les rapports de la néphrostomie avec la grossesse, Pasteau et d'Herbécourt[9] signalent l'influence de la distension vésicale sur l'évacuation des poches rénales.

Et comme il arrive si souvent, à partir du jour où une affection est bien isolée du cadre confus dans lequel elle était jusqu'alors enveloppée, il semble que la pyélonéphrite devienne plus fréquente. Et de fait, l'attention est fixée, toutes les observations sont suivies, analysées, étudiées à un point de vue spécial, et les mémoires, les thèses continuent à affluer. Vinay[10] au Congrès de Marseille, Lepage[11] à la Société d'Obstétrique et de Gynécologie de Paris,

1. KRUSE : *Ueber Pyelonephritis in der Schwangerschaft.* Inaug. Diss., Würzburg, 1889.

2. REBLAUB : *Inflammation du bassinet par compression de l'uretère par l'utérus gravide.* Congrès français de chirurgie, 1892.

3. BONNEAU : *Compression des uretères par l'utérus gravide. Pyonéphroses consécutives.* Thèse de Paris, 1893.

4. VINAY : *Pyélonéphrite gravidique.* (Bulletin médical, 1893, p. 529.)

5. BUÉ : *Pyélonéphrite gravidique.* (L'Obstétrique, mai 1896.)

6. ROUTIER : Bull. de la Soc. de chir., 1896, p. 233.

7. NAVAS : *Pyélonéphrites gravidiques.* Thèse de Lyon, janv. 1897.

8. TWYNAM : *Nephrectomy and its relation to pregnancy.* (Brit. Med. J., 1897, t. I, p. 423, 604, 817.)

9. PASTEAU ET D'HERBÉCOURT : *Traitement des infections rénales au cours de la grossesse.* (Soc. d'Obst. et de Gynéc. de Paris, 1898, et Ann. de Gynéc. et d'Obst., août 1898, p. 155.)

10. VINAY : Congrès d'Obst. et de Gynéc. de Marseille, 1898.
   VINAY et CADE : *La pyélonéphrite gravidique.* (L'Obstétrique, 1899, p. 280.)

11. LEPAGE : Soc. d'Obst., de Gynéc. et de Péd., 3 novembre 1899.

Reed[1], Pestalozza[2], Cumston[3], s'attachent à mettre en relief certains points spéciaux, pendant que Weiss[4], Weill[5], Le Brigand[6], Mme Gebrack[7], Bredier[8] et Balatre[9] présentent dans leurs thèses une revue d'ensemble avec quelques observations nouvelles. Et hier encore, Wallich[10], dans une très intéressante communication à la Société d'Obstétrique, étudiait l'influence de la pyélonéphrite sur les suites de couches et posait les premiers éléments du diagnostic entre l'infection puerpérale et l'infection rénale.

Malgré le nombre considérable de ces travaux, les observations se comptent. Je n'en trouve que soixante auxquelles j'en ajoute un certain nombre d'inédites, remises par mes maîtres et mes collègues ou suivies par moi[11]. Je ne pense pas cependant que les pyélonéphrites de la grossesse soient aussi exceptionnelles que ces quelques faits permettent au premier abord de le penser. Elles ne sont pas rares, mais elles passent souvent inaperçues ; elles évoluent sans accidents et n'entravent pas la grossesse ; elles guérissent spontanément après l'accouchement, et l'observation dépourvue de ce prestige, de cet intérêt que donne toujours aux faits scientifiques l'application d'une méthode discutée, est considérée sans valeur et n'est pas publiée.

Je le regrette, car sur certains points, les observations ne sont pas toujours pourvues de tous les renseignements désirables, et il serait besoin souvent de documents plus nombreux et plus précis.

J'espère, Messieurs, que vous voudrez bien combler ces lacunes

1. REED : *Pyelonephritis in pregnancy*. (Philad. Med. J., décembre 1899.)

2. PESTALOZZA : *La piolonefrite in gravidanza*. (Rivista critica di clinica medica 1900, t. I, p. 745 et 820.)

3. CUMSTON : *A case of pregnancy complic. by pyonephrosis*. (New-York. Med. J. 1902, t. I, p. 1123.)

4. WEISS : *Ueber pyelonephritis in der Schwangerschaft*. (Inaug. Dissert.; Kiel, 1898.)

5. WEILL : *De la pyélonéphrite dans ses rapports avec la grossesse*. Thèse de Paris, 1898-1899.

6. LE BRIGAND : *Pyélonéphrite pendant la grossesse*. Thèse de Paris, 1899-1890.

7. GEBRACK : *La pyélonéphrite chez les femmes enceintes*. Thèse de Paris, 1900-1901.

8. BREDIER : *Pyélonéphrites latentes*. Thèse de Paris, 1901-1902.

9. BALATRE : *Les pyélonéphrites gravidiques et leur traitement*. Thèse de Paris, 1902-1903.

10. WALLICH : *Pyélonéphrites et suites de couches*. (Soc. d'Obst., de Gynéc. et de Péd., séance du 8 février 1904.)

11. Je remercie mes maîtres MM. les Professeurs Guyon et Pinard ; je remercie mes collègues ou mes confrères Lepage, Wallich, Gosset, Pasteau, Veau, Couvelaire, Mougeot (de Chaumont), des observations qu'ils ont bien voulu me confier.

par votre expérience personnelle et compléter par vos communications l'histoire des pyélonéphrites pendant la grossesse. Fortifié par cet espoir, je me propose à mon tour de vous rappeler, Messieurs, comment elles se constituent, comment elles évoluent, et comment elles doivent être traitées.

ÉTIOLOGIE ET PATHOGÉNIE

La pyélonéphrite se manifeste pendant la grossesse ou pendant les suites de couches.

Les observations de Rayer, celles de Chamberlain concernaient des pyélonéphrites consécutives à des accouchements pénibles et laborieux, ou à des accidents d'infection puerpérale. Plus tard les observations similaires sont devenues très rares, tout à fait exceptionnelles, et dans tous les cas où la pyélonéphrite est venue compliquer les suites de couches, il est fait mention, pendant la grossesse, d'une pyélonéphrite manifeste et évidente. Mais alors même que cette mention ne serait pas signalée, je pense que la pyélonéphrite consécutive à l'accouchement est toujours préparée pendant la grossesse par les mêmes causes dont nous allons voir l'influence et le mécanisme. Au point de vue étiologique, il n'y a donc pas à séparer les pyélonéphrites puerpérales des pyélonéphrites gravidiques : elles dépendent d'une même cause et relèvent d'un même processus.

En général, c'est pendant les derniers mois de la grossesse que la pyélonéphrite se développe.

On compte, en effet, les cas connus, ceux de Goullioud, Bredier, de Vinay et Cade, de Gebrack, de Balatre, de Weill, de Pasteau et d'Herbécourt, dans lesquels le début de la maladie est signalé avant le quatrième mois, à trois mois, et même à deux mois et demi (Goullioud).

Deux autres fois encore, cependant, les accidents sont mentionnés de très bonne heure ; c'est dans les observations de Cumston et de Twynam ; mais il s'agissait alors de pyélonéphrites antérieures. La maladie n'était que réveillée par la grossesse actuelle, et ces faits ne viennent rien infirmer de la règle que je posais tout à l'heure : à savoir que la pyélonéphrite se développe habituellement dans les derniers mois de la grossesse. Nous verrons plus loin comment cette donnée éclaire la pathogénie.

Parité. — Il est impossible de trouver à la parité une influence certaine sur la détermination de la pyélonéphrite. Et les auteurs ont été conduits sur ce point à des conclusions absolument contraires. Tandis que Bredier, sur 14 malades atteintes de pyélonéphrites, trouve 10 primipares, Vinay et Cade, au contraire, n'en trouvent que 2 sur 9 et pensent que la pyélonéphrite frappe plus volontiers les multipares.

Côté. — La pyélonéphrite est d'ordinaire *unilatérale*, et les observations se comptent où la bilatéralité des lésions est signalée. Il en était ainsi, par exemple, dans un cas de Lepage, où l'on dut provoquer l'accouchement à sept mois et demi ; dans le cas de Reed, où le cathétérisme de l'uretère confirma la bilatéralité des lésions ; dans celui de Balatre, où la bilatéralité de la douleur permit à Bouilly de supposer la participation des deux reins à l'infection.

Dans tous les autres cas, la pyélonéphrite est unilatérale et frappe *le rein droit*.

Ainsi, sur nos 70 cas, la localisation à gauche n'est signalée que cinq fois. Il en était ainsi dans deux cas de Pasteau et de Gosset ; de même, dans un cas de Bredier, il n'y avait de douleurs qu'à gauche ; ce n'est peut-être pas suffisant, il est vrai, pour affirmer la localisation exclusive de ce côté. Dans deux cas de Weiss, on note également des douleurs lombaires gauches, et chez l'une des malades, la douleur d'abord bilatérale ne s'est cantonnée que plus tard dans l'hypocondre gauche, et deux jours après l'accouchement, le rein et l'uretère de ce côté étaient encore sensibles à la palpation.

Il serait désirable, je le conçois, d'avoir des détails moins discutables et plus précis pour affirmer l'intégrité absolue d'un des reins. On doit regretter que le cathétérisme de l'uretère ou la séparation des urines n'aient pas été plus souvent pratiqués : mais ils ne pouvaient l'être avant d'être inventés. Ces moyens sont, en outre, l'un et l'autre d'une application très délicate au cours de la grossesse, et comme les observations sont muettes à ce point de vue, nous ne pouvons faire autrement que de les utiliser telles qu'elles sont, avec les lacunes qu'elles présentent, avec les renseignements qu'elles donnent. Or, de ces observations ressort qu'au point de vue clinique au moins, dans la majorité des pyélonéphrites, la localisation est *unilatérale*, et qu'elle se fait *à droite*.

Pathogénie. — Comme dans toute infection, deux facteurs interviennent ici pour la détermination de la pyélonéphrite : le terrain et le microbe.

Si le microbe, si l'infection n'a rien dans sa nature qui soit spécial à la grossesse, pour la préparation du terrain, au contraire, interviennent plusieurs éléments absolument nouveaux.

D'abord, la grossesse crée, par elle-même, *un état de réceptivité* pour l'organisme. M. Guyon insiste beaucoup dans son enseignement sur l'aptitude particulière de la femme enceinte aux infections en général. Le rein gravidique, je veux dire le rein pendant la grossesse, participe lui-même à cette déchéance, qui diminue sa résistance, et l'infection y trouve, dans certains cas, une occasion propice pour sa localisation.

Mais la grossesse agit aussi d'une façon plus directe encore pour préparer le rein à l'infection : elle agit par *la compression de l'uretère*, et cette compression est la vraie raison de la pyélonéphrite pendant la grossesse.

I. — *Compression urétérale et rétention rénale.*

C'est un fait anatomique vulgaire et bien connu, que les uretères sont dilatés au cours de la grossesse. Sur toutes les femmes mortes au lendemain de l'accouchement, Cruveillier l'a constaté. Les statistiques allemandes de Stadtfeld, de Löhlein, d'Olshausen[1], plaident dans le même sens.

Stadtfeld, sur 16 femmes enceintes mortes d'affections diverses, trouve neuf fois cette dilatation. Presque toujours, elle portait sur un seul uretère, et le plus souvent sur le droit.

Olshausen, de même, trouve dans 34 autopsies les uretères intacts seulement 9 fois. Par contre, ils étaient dilatés 25 fois, dont 12 fois d'un seul côté, du côté droit, et 13 fois des deux côtés.

Löhlein, enfin, sur 32 cadavres d'éclamptiques, trouve 8 fois la dilatation de l'un ou des deux uretères, soit dans un quart des cas.

Pollack[2], enfin, sur un total de 130 autopsies d'éclamptiques pratiquées à l'hôpital général de Vienne, de 1881 à 1902, a relevé 35 cas, soit 26,42 0/0 de dilatation des uretères ; 18 fois, soit dans 13,84 0/0, les deux uretères étaient dilatés ; 17 fois, soit dans 13,07 0/0, un seul uretère était atteint, et c'était toujours le droit. Cette proportion relativement faible de l'altération des uretères chez les éclamptiques montre, ceci soit dit en passant, que la dilatation urétérale n'a pas, au point de vue de la détermination de l'éclampsie, le rôle exclusif que l'on a voulu lui faire jouer en Allemagne.

1. OLSHAUSEN : *Ueber Eklampsie.* (Volkmann's Sammlung Klinischer Vortrage, 1891, n° 39, p. 325, Gynäkologie, n° 15.)

2. POLLACK : *Kritisch-experimentelle Studien zur Klinick der puerperalen Eklampsie* (Leipzig, Franz Deuticke, 1904.)

Quoi qu'il en soit, les faits établissent deux notions capitales au point de vue particulier qui nous occupe. C'est d'abord *la fréquence considérable de la dilatation des uretères au cours de la grossesse; c'est aussi la prédilection très marquée de cette dilatation pour le côté droit.* Quand il n'y a qu'un uretère de lésé, c'est le droit : quand les deux sont dilatés, le droit l'est plus que le gauche, et nous devrons, tout à l'heure, chercher la raison anatomique de cette prédilection si singulière.

Quel est le siège? Quelle est la cause de cette dilatation?

La dilatation ne porte que très rarement sur la portion intrapelvienne de l'uretère : elle commence seulement au détroit supérieur, et tous les auteurs admettent qu'elle résulte d'une compression par l'utérus gravide.

Seul, Pestalozza prétend n'avoir jamais trouvé sur les coupes de cadavre la compression directe de l'uretère par l'utérus. Il pense plutôt que l'utérus, en augmentant de volume, clive les deux feuillets du ligament large et fait subir quelques tiraillements aux organes qui y sont contenus, et notamment à l'uretère. De l'obstacle ainsi créé résulterait la rétention.

Tous les auteurs, au contraire, admettent *la compression de l'uretère sur le plan osseux du détroit supérieur par le segment inférieur de l'utérus;* c'est là que la dilatation commence, et c'est là que l'utérus force d'autant plus aisément la dilatation de l'uretère, que ce conduit est très sensible à la compression.

Halbertsma[1] a montré qu'il suffisait d'un poids de cinq grammes appliqué sur l'uretère d'un chien pour s'opposer à l'écoulement d'une colonne d'urine d'un poids de 400 grammes et amorcer déjà la dilatation. Aussi, lorsque la compression a duré longtemps, voit-on des dilatations énormes, comme dans un cas de Barnes où les uretères avaient quatre fois au moins leur volume normal.

Si tous les auteurs sont unanimes, à l'exception de Pestalozza, pour accepter la compression de l'uretère au détroit supérieur, les divergences se manifestent quand il s'agit de dire pourquoi cette compression se fait à droite plus souvent qu'à gauche.

S'il est, en effet, très simple de comprendre que l'utérus en s'élevant doive s'écarter de la ligne médiane où il rencontre l'angle sacrovertébral, s'incliner d'un côté, et de ce côté exercer par son segment inférieur une compression unilatérale sur l'uretère, la rai-

---

1. HALBERTSMA (d'Utrecht) : *Ueber die Ætiologie der Eclampsie puerperalis.* (Volkmann's Sammlung Klinischer Vortrage. Januar 1882, n° 212, p. 1557 [Gynäk. n° 59].)

son qui le fait s'incliner presque toujours à droite (huit fois sur dix)
n'apparaît pas très clairement au premier abord. Et à une certaine
époque les explications se multipliaient, si peu vraisemblables et si
peu fondées, que Pajot pouvait écrire que « l'inclinaison latérale à
droite de la matrice était liée directement à l'évolution de cet
organe ».

Mais un fait frappa M. Guyon[1], qui n'avait pas attiré l'attention
des autres observateurs ; l'inclinaison à droite n'est pas la propriété
exclusive de l'utérus gravide ; d'autres tumeurs, comme des kystes
de l'ovaire par exemple, prennent parfois sans adhérence cette
même situation latérale en s'élevant dans l'abdomen ; il faut donc,
pour l'expliquer, une raison indépendante de la grossesse. Désormeaux avait déjà invoqué le refoulement par le côlon pelvien ;
M. Guyon, au contraire, s'adressant au mésentère, arrivait à une
explication simple et claire, et qui, contrairement à celle de Désormeaux, ne pouvait trouver facilement sa réfutation.

En remontant de la cavité pelvienne dans l'abdomen, l'utérus
passe au-devant du mésentère. Ce dernier a une direction oblique
de haut en bas et de gauche à droite. Quand l'utérus a passé devant
le mésentère, il se trouve à sa droite ; toute la masse intestinale est
à gauche et refoule alors l'utérus du côté opposé.

Il en sera de même pour toute tumeur qui du pelvis remonte à
l'abdomen : elle s'inclinera à droite toutes les fois qu'elle passera au-
devant du mésentère. Et si, au contraire, comme l'utérus après l'accouchement, elle redescendait un jour dans la cavité pelvienne, elle
perdrait en traversant le détroit supérieur son inclinaison latérale et
reprendrait dans le pelvis une situation médiane ; ce qui prouve,
contrairement à l'opinion de Désormeaux, que ce n'est pas le côlon
pelvien qui refoule l'utérus à droite ; la cause de l'inclinaison est
abdominale et non pelvienne ; elle est mésentérique et secondaire-
ment intestinale.

A quelle époque se fait la compression de l'uretère ? Tard, parce
qu'il faut que l'utérus ait acquis un certain volume et se soit élevé
dans la cavité abdominale. Mais est-il nécessaire, comme le préten-
dent Halbertsma[2] et Olshausen, que la tête commence à s'engager ?
Nullement ; chez les primipares, où l'engagement se fait plus tôt, la
compression n'est pas plus fréquente, et par ailleurs la compression

1. Guyon : *La cause de l'inclinaison à droite de l'utérus pendant la grossesse.*
(Arch. de Physiologie, 1870, p. 70.)

2. Halbertsma : *Loc. cit.*

s'exerce quelquefois de très bonne heure , dès le cinquième mois et même plus tôt.

L'époque de la compression varie, en effet, avec certains facteurs qui font l'utérus trop gros , comme l'hydramnios , la grossesse gémellaire, ou le bassin trop étroit, comme les rétrécissements, et modifient les rapports réciproques du contenant et du contenu.

Lorsque la compression s'exerce sur l'uretère, le conduit se dilate, le rein se met en tension , se distend à son tour, et l'uronéphrose est constituée. Le rein est dès lors en état d'opportunité morbide, et le terrain est admirablement préparé à recevoir l'infection, second terme nécessaire à la réalisation d'une pyélonéphrite.

<h3 style="text-align:center">II. — Infection. — Voies d'accès.</h3>

Dès 1892, Reblaub, dans les cinq cas qu'il communiquait au Congrès , avait trouvé dans le dépôt des urines le colibacille pur. De même , Weill, sur les huit observations qu'il signale dans sa thèse, a trouvé sept fois le bactérium coli ; une seule fois, dans un cas de Vinay, le pus cultivé a donné du streptocoque pur ; dans cette observation, le début avait été brusque et violent. L'évolution fut néanmoins de courte durée, et le pus qui était apparu dans les urines le 21 février disparaissait le 4 mars.

Weiss, dans le seul cas où il ait fait l'examen bactériologique, a trouvé également le colibacille. Il semble donc que ce soit l'agent sinon exclusif, au moins le plus fréquent, de ces infections récentes au cours de la grossesse.

Mais d'où vient-il et comment arrive-t-il au rein ?

Il vient de la vessie et remonte par l'uretère, ou bien il vient de l'intestin et arrive par la voie circulatoire. La pyélonéphrite est ascendante dans le premier cas, elle est descendante dans le second.

a) L'infection vient de la vessie chez les malades qui ont eu autrefois une infection vésicale ; elles ont été sondées lors d'un accouchement, lors d'une opération antérieure ; l'infection n'est pas éteinte, elle est latente , elle n'attend que l'occasion pour remonter au rein. Ainsi, la malade de Cumston avait eu deux ans auparavant une cystite caractérisée par du sang et du pus dans les urines ; il n'y avait à ce moment rien au rein, et c'est sans doute de cette cystite qu'est parti l'agent qui, lors d'une grossesse ultérieure, est allé par l'uretère infecter le rein.

Quelquefois, la cystite est plus récente ; elle résulte d'un cathétérisme pratiqué au cours même de la grossesse. Le cathéter fait l'inoculation, et l'infection remonte par l'uretère jusqu'au rein, où elle trouve des conditions propices à sa localisation.

b) Plus souvent, *l'infection est descendante;* elle vient au rein par la voie circulatoire. D'ordinaire, en effet, la vessie est indemne chez les malades atteints de pyélonéphrite; la fréquence des mictions, la douleur finale que l'on signale souvent dans les observations, sont d'ordre réflexe, et ne supposent pas nécessairement l'infection de la vessie. La sensibilité au contact est nulle, la sensibilité à la tension est normale, et il est difficile de supposer dans ces conditions que la vessie soit infectée, et plus difficile encore d'admettre, si elle n'est pas infectée, que l'infection l'ait traversée sans s'y localiser.

L'infection ne peut donc venir au rein, dans ces cas, que par la voie circulatoire. C'est parfois une suppuration quelconque, un abcès du rein qui, comme dans un cas de Gosset[1], permet au milieu rénal de s'infecter. Ou bien c'est une fièvre éruptive ou une grippe au cours de laquelle se produit dans l'organisme un réveil microbien. Plus souvent, c'est de l'intestin que vient ce microbe; on voit, en effet, fréquemment la pyurie succéder à des troubles digestifs graves avec fièvre, comme Reblaub l'avait observé, à une constipation opiniâtre, à des crises de diarrhée. Chez la malade de Bué, les poussées fébriles cédaient à l'administration d'un purgatif. Dans l'observation VIII de Vinay et Cade, on a vu deux fois la diarrhée précéder l'apparition du pus dans les urines, et deux fois la température descendre et l'état général s'améliorer en même temps que s'amendait l'état du tube digestif. Il est donc bien probable que l'infection qui aborde le rein provient de l'intestin par la voie circulatoire.

Une fois que le rein préparé par la compression de l'uretère, peut être aussi amoindri dans sa résistance par l'état spécial de réceptivité que crée la grossesse, une fois que le rein est touché par l'infection, la pyélonéphrite est constituée. L'urine est trouble dans le bassinet; la lésion répond au type bien décrit par mon maître M. le professeur Guyon sous le terme d'*uropyonéphrose.* Tant que le bassinet se vide, les manifestations sont nulles ou à peu près; elles ne deviendront appréciables ou bruyantes que le jour où le bassinet subira un excès *de tension.* La poche n'est jamais très volumineuse; on ne voit que rarement ici ces grandes dilatations qui supposent

1. Gosset : *Etude des pyonéphroses;* thèse de Paris, 1900. Obs. II, p. 120.

une lente évolution, une préparation de longue date. Malgré cela, les moindres variations de pression dans ce bassinet septique produiront une absorption intense, d'où résultera une crise souvent prolongée d'hyperthermie; puis la tension baisse, le poison s'élimine, la fièvre cesse, la maladie redevient silencieuse. Ainsi procède la pyélonéphrite pendant la puerpéralité : insidieuse et latente à de certains jours, elle se révèle à d'autres par des crises violentes que suffit à produire la mise en tension d'un bassinet septique et légèrement enflammé.

CLINIQUE

La pyélonéphrite gravidique apparaît d'ordinaire dans les quatre derniers mois de la grossesse.

Elle est parfois *latente*; son début est insidieux, ses manifestations silencieuses; on ne la découvre que par hasard; un jour, on analyse les urines : elles sont purulentes. On s'étonne, on s'enquiert, on découvre alors une pyélonéphrite dont rien jusqu'alors n'avait permis de soupçonner la présence, et il est impossible d'établir le moment précis de son apparition.

D'autres fois, au contraire, la pyélonéphrite affecte des allures plus bruyantes, et cela, quelquefois même dès le début.

Dans mes observations, le début brusque est accusé 12 fois, par Rayer (1), Vinay (1), Pestalozza (3), Goullioud (1), Lepage (1), et Le Brigand (1). Très souvent, c'est à la suite d'un refroidissement, qu'un violent frisson marque l'entrée en scène de la pyélonéphrite (Vinay, Le Brigand, Pestalozza) ; tantôt c'est une douleur brusque qui attire subitement l'attention en même temps que la température s'élève (Vinay, Pestalozza). Tantôt enfin, les malades viennent se plaindre de phénomènes de cystite, de mictions fréquentes et douloureuses, et il faut un examen attentif pour dissiper les doutes et reconnaître que la vessie n'est pas en cause.

Et à partir de ce jour, ces trois symptômes : douleur, irritabilité vésicale, fièvre, s'associent à la pyurie pour caractériser la pyélonéphrite.

La *douleur* ne fait presque jamais défaut, mais elle est loin d'être continue; elle vient par crises, disparaît ou s'accentue dans l'intervalle.

La douleur siège dans la région lombaire, le plus souvent à droite du côté du rein lésé. Par son intensité, par sa localisation à droite, par sa corrélation avec la fièvre, elle a quelquefois fait penser à *l'appendicite*, et sur une malade que j'ai vue avec M. Faisans, on pouvait s'y tromper. Dans certains cas, la douleur est même généralisée à tout l'abdomen. Il est rare cependant qu'elle ne prédomine pas dans l'hypocondre droit.

Les *troubles vésicaux* sont d'autres fois les premiers signes qui attirent l'attention : les mictions sont un peu fréquentes, elles sont légèrement douloureuses. On croit volontiers à une cystite, d'autant que les urines sont purulentes. Il ne faut pas cependant se presser de conclure, il faut y regarder de plus près; l'exploration montrera précisément qu'il ne s'agit pas de cystite et que le rein seul est en cause.

Aux deux symptômes qui précèdent, et qui sont seuls parfois à révéler la pyélonéphrite, s'ajoute souvent un autre élément, c'est la *fièvre*.

La fièvre, quand elle paraît, imprime une allure toute nouvelle à la maladie; elle indique toujours un plus haut degré de gravité : c'est comme une complication.

En général, elle survient par crises; la crise a parfois débuté par une poussée de douleur locale; puis elle continue pendant des jours, des semaines, sans que les manifestations douloureuses affectent la même continuité. La fièvre seule avec la pyurie traduit alors la maladie.

La fièvre est toujours rémittente et continue ; le soir elle monte à 39°, 40°, et même plus, car l'infection du bassinet est celle qui de tout l'appareil peut donner sous l'influence de la tension les températures les plus élevées. Le matin, elle oscille autour de 37°, et ces grandes oscillations se déroulent sur la feuille de température avec une désespérante régularité.

Malgré la persistance de la fièvre, l'état général reste longtemps favorable : la langue est humide, l'appétit conservé, le teint est frais, le pouls est bon, parce que l'autre rein intact suffit à l'élimination des toxines. Mais lorsque les deux reins sont malades, ou bien lorsque l'infection est particulièrement intense ou prolongée, lorsque la dose de poison puisée au cours d'une rétention passagère ou durable a été trop élevée, l'état général finit par s'altérer. L'amaigrissement rapide, la sécheresse de la langue, l'inappétence, la faiblesse du pouls, témoignent de la défaillance de l'organisme. C'est dans des cas de ce genre que la vie est compromise du fait même de l'infection ; et si la vie reste sauve, la malade subira pendant des années, comme dans une de mes observations, les conséquences de sa déchéance et de sa dénutrition.

En présence d'une fièvre persistante avec ou sans douleur dans le côté, le clinicien désorienté n'a pu toujours établir le diagnostic. Dans certaines observations, on parle de fièvre rhumatismale, de réveil de fièvre paludéenne, et plus souvent encore de *granulie* ou de *fièvre typhoïde*; et il a fallu quelquefois demander au séro-diagnostic la solution d'un problème particulièrement complexe et difficile.

Les difficultés que la fièvre apporte au diagnostic sont encore bien plus sérieuses *pendant les suites de couches*, alors que la plaie utérine ouverte peut être elle-même une source de fièvre et d'infection. La question : pyélonéphrite ou infection puerpérale demande, cependant, une solution urgente, car s'il s'agit de pyélonéphrite, on peut attendre; et s'il y a infection puerpérale, l'intervention est immédiatement nécessaire.

C'est à cette question particulièrement embarrassante que Wallich a essayé de donner une solution. Dans deux cas, où il fut aux prises avec ces difficultés, il se basa, pour rejeter le diagnostic de l'infection puerpérale, sur les grandes oscillations de la température, sur les grandes rémissions du matin, sur l'état du pouls qui ne suivait pas la fièvre, sur l'état général qui restait meilleur que dans l'infection puerpérale. Je ne sais si tous ces éléments comportent la même valeur que notre collègue leur attribue, en ce qui concerne le pouls en particulier; dans plusieurs observations de Lepage, le pouls suivait au contraire la température, s'élevait avec elle, et l'état général par ailleurs n'a pas toujours cette excellente apparence que signale Wallich.

Toutefois, je pense avec lui que chez les malades qui ont eu pendant la grossesse des accidents fébriles déjà causés par la pyélonéphrite, la comparaison des deux crises peut avoir une grande valeur au point de vue diagnostic; dans un cas de Wallich, les deux courbes de température étaient superposables, et l'égalité de la fièvre permettait de conclure pour les deux cas à l'unité de la cause.

L'exploration ne donne pas toujours des renseignements très positifs.

D'abord, le *palper* de l'abdomen est rendu très difficile par le volume de l'utérus, et pour peu que la grossesse soit de six ou sept mois, il n'est plus possible de palper les régions lombaires comme on le ferait en dehors de la gravidité. De plus, l'augmentation de volume du rein n'est pas très considérable ; on ne voit pas toujours ici ces grosses rétentions rénales qui s'observent en d'autres circonstances, et l'on est souvent frappé du contraste qui existe entre la violence de la réaction générale et l'absence de toute tuméfaction importante dans la région lombaire.

D'ordinaire, on trouve d'un côté un état de défense de la paroi, une légère contracture. Cette défense n'existe que du côté malade ; elle se manifeste surtout quand le rein est en tension ; elle cesse ou elle diminue lorsque le bassinet se vide et que la tension baisse. A ce moment, on perçoit souvent la pointe ou l'extrémité inférieure du rein ; on le sent alors un peu gros et douloureux.

Le *toucher vaginal* ne peut rien donner; l'uretère est toujours sain dans sa traversée pelvienne, et on cite cette observation de Weill, où l'on trouvait au toucher vaginal l'uretère droit, gros et douloureux. Mais, même lorsque l'uretère est indemne dans sa portion pelvienne, la pression exercée sur ce conduit au niveau de la vessie peut provoquer le réflexe urétérorénal (Bazy), et parfois permettre, en l'absence d'autre signe indicateur, de donner la notion du côté malade.

Les urines contiennent du *pus*, et la pyurie suffirait à elle seule à caractériser la pyélonéphrite, si la vessie ne paraissait elle-même malade quelquefois. Mais la fréquence, la douleur des mictions, la pyurie, font souvent penser à la cystite, et il est nécessaire de pratiquer l'examen de la vessie pour s'assurer qu'elle ne participe pas à l'inflammation et que le pus vient du rein. Or, quand elle n'est pas malade, la vessie n'est pas douloureuse au toucher; en outre, elle présente une sensibilité normale à la tension; on peut y injecter 150 ou 200 grammes de liquide, sans provoquer le besoin d'uriner. Cette indemnité de la vessie permet, quand on la constate, d'affirmer qu'il n'y a pas de cystite, et que, par conséquent, le pus vient du rein.

La quantité de pus n'est pas toujours très considérable ; souvent les urines sont seulement un peu troubles, et le dépôt dans le verre est à peine appréciable. L'abondance de la suppuration n'est nullement proportionnelle à l'intensité de l'infection, et on peut voir les urines presque claires avec des accidents très graves. Quelquefois cependant, il y a de vraies décharges qui soulagent le rein et accumulent dans le bocal une plus grande quantité de pus. Ces détails coïncident avec une diminution de la fièvre et avec une atténuation de la douleur.

Lorsqu'on *analyse* les urines avec le pus qu'elles tiennent en suspension, on y trouve toujours de l'albumine, et beaucoup de ces pyélites latentes, qui ne se caractérisent que par la pyurie, ont été sans doute considérées autrefois comme des albuminuries. La présence du pus suffit pour enlever toute valeur à la constatation de l'albumine. Dans certains cas, cependant, la présence de l'albumine est notée indépendamment de la pyurie. Ainsi, dans une observation de Vinay, on note un œdème généralisé, de l'anasarque avec albuminurie. Ces troubles provenaient sans doute de lésions supplémentaires de néphrite épithéliale.

Une dernière ressource reste encore pour le diagnostic, c'est le *cathétérisme de l'uretère* et la *séparation des urines*. L'un et l'autre sont utiles pour le diagnostic de la pyélonéphrite et nécessaires pour la détermination du côté.

Malheureusement, ces moyens sont loin d'avoir en ces circonstances la facilité d'application, qui fait leurs avantages en dehors de la grossesse. Ici la vessie est déformée, les orifices uretéraux sont peu accessibles, le cathéter ne pénètre que difficilement. Il en est de même pour le séparateur, qui rencontre dans les modifications anatomiques de la vessie de réelles difficultés d'application. Bar et Luys [1], cependant, ont fait récemment chez une femme enceinte une application heureuse de leur instrument; ils ont pu reconnaître ainsi que l'un des reins était absolument sain. Mais la grossesse n'était qu'au troisième mois, et je me demande si le séparateur est capable de donner les mêmes résultats à une période plus avancée.

Abandonnée à elle-même, que devient la pyélonéphrite, quelle est sa marche, quelle est son évolution ?

A partir du moment où elle est installée, l'infection du rein continue son œuvre et évolue pour son compte. Mais, en outre, elle est susceptible de modifier le cours de la grossesse et de compromettre la santé de l'enfant. Je dois l'envisager à ce triple point de vue.

I. — EVOLUTION DE LA PYÉLONÉPHRITE.

Elle nous intéresse à trois périodes : pendant la grossesse, pendant les suites de couches, et plus tard, à distance.

Pendant la grossesse, la pyélonéphrite élabore et accentue ses lésions. Ses manifestations sont bruyantes ou insidieuses : elle est *fébrile* ou *apyrétique*, et il y a là comme deux formes un peu distinctes. La pyélonéphrite apyrétique et latente présente son maximum dans les derniers mois de la grossesse; la pyélonéphrite

1. Bar et Luys : *Utilité de la divison intravésicale de l'urine dans les cas de pyolonéphrite compliquant la grossesse.* (Soc. d'Obst. de Paris, 24 janvier 1904.)

2

fébrile et bruyante se manifeste, en général, beaucoup plus tôt. Sont-ce là deux formes cliniques distinctes ? Quelquefois peut-être, mais souvent aussi les deux périodes se succèdent comme les deux phases d'une même maladie. Après la réaction brusque et violente du début, l'orage s'apaise, le calme renaît ; la maladie paraît guérie, elle n'est qu'atténuée, et elle reparaît parfois à la moindre occasion, au cours de la même grossesse. Une malade de Goullioud eut au deuxième mois une pyélonéphrite évidente ; après un début bruyant et des symptômes d'abord très intenses, la maladie fut au bout de quelque temps considérée comme guérie. Mais voici qu'au septième mois, de nouveaux accidents se déclarent, qui durent jusqu'à la fin de la grossesse et ne cessent qu'après l'accouchement. Pour les cas de ce genre, on parle de « récidive » ; j'aimerais mieux dire « rechute » d'une maladie latente, rechute d'une inflammation atténuée, mais encore active.

Après l'accouchement, les urines restent troubles, mais les accidents ne se reproduisent pas. La cause de compression a cessé, l'uretère est libre, le rein se vide, et le drainage s'effectue naturellement. Aussi les suites de couches sont-elles, en général, apyrétiques.

C'est du moins ce qui résulte de l'examen des quelques observations qui sont pourvues de renseignements assez précis à ce point de vue. La fièvre fait défaut pendant les suites de couches chez les femmes qui sont, malgré la pyélonéphrite, restées apyrétiques pendant leur grossesse ; mais elle manque aussi chez celles qui ont eu des crises d'hyperthermie, à condition qu'un certain intervalle de temps se soit écoulé entre la crise de fièvre et l'accouchement.

Ainsi, chez les malades de Lepage, de Weill, de Wallich, de Gosset, les suites de couches furent apyrétiques, malgré que la grossesse ait été troublée par des crises prolongées d'hyperthermie ; mais une longue période de calme et d'apyrexie avait précédé l'accouchement et avait sans doute permis à la virulence de s'atténuer.

Lorsque, au contraire, des accidents fébriles ont précédé de peu la fin de la grossesse, on voit pendant les suites de couches la fièvre reparaître ; il en était ainsi dans des observations de Vinay et Cade, de Lepage et de Wallich. Dans certains cas même, les accidents furent si graves ou si prolongés qu'on dut intervenir. Telle est, par exemple, l'observation de Poncet ; l'expulsion du fœtus a lieu le 6 novembre, et on doit quand même pratiquer la néphrostomie le 17 décembre. De même, dans les observations de

Guyon et d'Albarran, l'incision du rein fut pratiquée dans les quelques jours qui suivirent l'accouchement pour parer à des accidents graves.

Comment expliquer ces rechutes après l'accouchement, alors que la compression devrait avoir cessé ? M. le professeur Pinard pense que l'utérus en revenant sur lui-même est capable de recomprimer les uretères. Et de fait, lorsque l'on jette un coup d'œil sur des coupes de bassins pratiquées dans les quelques jours qui suivent l'accouchement, on voit que le pelvis est absolument rempli par ce gros utérus en régression, qui se moule en quelque sorte sur ses parois. Dans ces conditions, il est très facile à l'utérus de comprimer à nouveau l'un des uretères, d'y élever la tension, et de produire d'autant plus facilement l'explosion de nouveaux accidents que l'infection était toujours imminente et n'attendait qu'une occasion pour reparaître.

A distance maintenant, qu'advient-il d'un rein touché par l'infection ?

Il guérit ou il reste infecté.

Il guérit : le drainage se fait librement, il n'y a plus d'entrave à la circulation uretérale, et les urines deviennent claires, aseptiques dans un délai de quelques semaines. Ce sont les cas les plus favorables.

Plus souvent, la guérison n'est qu'apparente ; l'infection persiste. Les urines restent troubles pendant des semaines, des mois après l'accouchement, et je comprends ces récidives qui se font au cours des grossesses ultérieures, comme Twynam, Maberly, Lohmer, Vinay en ont signalé des exemples. Chez une des malades de Vinay, les accidents de pyélonéphrite se produisent au cours de trois grossesses successives. Sur une malade de Gosset, les accidents se reproduisirent trois mois après la grossesse et conduisirent à la néphrostomie, dont la malade guérit.

Peut-être même que beaucoup de ces pyélonéphrites non tuberculeuses, que nous voyons chez la femme plus souvent que chez l'homme, ne sont que d'anciennes pyélonéphrites de la grossesse qui ont, sous des apparences trompeuses, poursuivi leur travail de désorganisation, et finalement abouti à la destruction définitive du rein. Sur une malade de Routier, c'est sept ans après la grossesse qu'on dut faire la néphrectomie, et je ne doute pas qu'on puisse trouver souvent, en y regardant de près, une suite ininterrompue d'accidents comme dans ce cas, entre la grossesse initiale et l'opération finale.

Mais laissons là ces considérations à longue portée et contentons-nous d'apprécier le pronostic de la pyélonéphrite pendant la puerpéralité ! Malgré des accidents souvent sérieux en apparence, il est incontestable que la maladie n'est pas grave ou est peu grave pour la mère. Dans notre statistique, en effet, nous ne voyons que deux malades qui aient succombé. Dans un cas de Guyon, les accidents, au lieu de rétrocéder au lendemain de l'accouchement, ne firent que s'aggraver ; il fallut faire une néphrostomie sur un rein droit pyonéphrosé. Quatre jours après, la malade mourait, et à l'autopsie on trouvait les deux reins pris ; une hydronéphrose jusqu'alors latente à gauche avait contribué à accentuer l'insuffisance rénale à laquelle la malade avait succombé.

Dans un autre cas, appartenant à Bouveret, la mort est également survenue, mais l'existence d'une pyélonéphrite est quelque peu douteuse. La malade est morte, vraisemblablement par suite d'une infection généralisée ayant pris naissance dans l'utérus, et il est impossible de compter ce cas au passif de la pyélonéphrite.

En somme, sur 70 malades, nous avons 1 mort ; le pronostic pour la mère est donc très bénin.

II. — INFLUENCE SUR LA GROSSESSE ET LES SUITES DE COUCHES.

La pyélonéphrite est-elle capable par elle-même de troubler l'évolution de la grossesse et de provoquer l'expulsion prématurée du fœtus ?

Voyons ce que, sur ce point, répondent nos observations :

1° *Influence sur la grossesse.* — Dix d'entre elles doivent, tout d'abord, être laissées de côté : les malades n'ont été vues que pendant la grossesse, et ont quitté l'hôpital au bout de peu de temps ; il est bien dit « que la grossesse évolue normalement », mais nous ne savons dans quelles conditions s'est fait plus tard l'accouchement.

Nous devons retirer encore deux observations dans lesquelles on a volontairement provoqué l'avortement (Balatre, Twynam), six dans lesquelles on a provoqué l'accouchement (Vinay, Lepage 2 cas, Weiss 3 cas).

Une fois cette élimination faite, il ne nous reste sur nos 70 observations que 52 cas dans lesquels on a pu apprécier l'influence de la pyélonéphrite sur la marche de la grossesse.

Sur ces 52 cas, 13 fois l'accouchement a eu lieu avant terme.

Il en a été ainsi dans :

1 cas de Weiss, à huit mois et demi ; enfant vivant, pesant 2,170 gr.

2 cas de Vinay, au sixième et au septième mois.

1 cas de Reed, la pyélonéphrite était double ; une néphrostomie fut pratiquée sans résultat. La malade accoucha à la trente-troisième semaine de sa grossesse, dix-sept semaines après le début des accidents.

1 cas de Gebrack, après une néphrostomie droite ; la malade était complètement guérie de sa pyélonéphrite, lorsqu'elle accoucha spontanément deux mois après.

8 cas de Bredier ; il s'agissait de pyélonéphrite latente ; l'accouchement prématuré a eu lieu entre six mois et huit mois et demi.

En somme, sur 52 grossesses dont l'évolution est abandonnée à elle-même, 13 fois, c'est-à-dire dans la proportion d'un quart (25 0/0), la pyélonéphrite a suffi pour entraver le cours de la grossesse.

Dans 39 cas, au contraire, la grossesse a évolué jusqu'à terme ; l'accouchement s'est effectué normalement.

2° *Influence sur les suites de couches.* — Dans quelques cas, la persistance ou le réveil des accidents infectieux au lendemain de l'accouchement a pu faire craindre une infection puerpérale, et nous avons vu par quels moyens la clinique permettait de rattacher ces accidents à leur véritable cause.

Mais la pyélonéphrite peut-elle à elle seule, par les produits septiques que chaque miction apporte à la vulve, provoquer une infection puerpérale ? A cette question, les faits répondent par la négative. Il n'est qu'une observation de Bué, en effet, ou l'on voit un accident d'infection puerpérale manifeste succéder à une grossesse compliquée de pyélonéphrite. Et même ici rien ne prouve que la pyélonéphrite y soit pour quelque chose.

III. — Influence sur l'enfant.

Si la pyélonéphrite n'est pas immédiatement grave pour la mère, il n'en est pas de même pour l'enfant.

Sur 60 observations de malades suivies jusqu'à l'accouchement, nous voyons que sept enfants sont venus morts ou sont morts peu de temps après.

Laissons tout d'abord de côté les deux avortements provoqués de Balatre et de Twynam ; le fœtus n'était pas viable ; nous ne pouvons utiliser ces faits pour connaître l'influence de la pyélonéphrite sur l'enfant.

58 observations nous restent, sur lesquelles dix-neuf fois l'accouchement a eu lieu avant terme à l'époque de viabilité du fœtus, et 39 fois à terme.

Sur 19 accouchements effectués avant terme, il y eut 6 fois mort de l'enfant.

Quatre enfants sont morts à la suite de l'accouchement prématuré spontané. Ce sont les cas de :

Vinay : enfant de sept mois; meurt peu de temps après.

Reed : enfant presqu'à terme; meurt un mois après d'atrepsie.

Gebrack : fœtus mort de six mois.

Bredier : enfant de huit mois et demi; meurt en cours de travail (siège).

Soit quatre morts sur 13 accouchements prématurés spontanés.

Deux enfants sont morts après accouchements provoqués; ce sont les cas de :

Lepage : enfant de sept mois; meurt un mois après.

Weiss : enfant mort pendant le travail; grossesse de sept mois.

Soit deux morts sur 6 accouchements provoqués avant terme.

En somme, sur 19 observations où la grossesse n'a pas été à terme, le pronostic a été fatal pour l'enfant dans six cas; soit dans près d'un tiers des cas.

Et encore conviendrait-il peut-être de tenir compte, dans cette liste des enfants morts, d'un cas de Weiss où l'enfant est venu à six mois, vivant il est vrai, mais dans des conditions qui permettent de douter de sa survie.

Par contre, dans ces 39 accouchements normaux, la mort de l'enfant n'a été observée qu'une seule fois (cas de Vinay); l'enfant a succombé un mois après sa naissance.

Il est donc certain que si la pyélonéphrite est relativement bénigne pour la mère, elle ne l'est pas au même degré pour l'enfant. Elle fait courir à ce dernier un réel danger, soit en amenant par elle-même sa mort *in utero*, soit en provoquant son expulsion prématurée dans des conditions de viabilité douteuse. Le danger est d'autant plus sérieux que la grossesse est moins avancée, le fœtus plus jeune, moins capable de résister aux influences nocives. Aussi, pour apprécier le pronostic de la pyélonéphrite par rapport à l'enfant, doit-on tenir le plus grand compte de la période de la grossesse à laquelle a commencé la maladie. C'est un facteur de premier ordre; le fœtus a d'autant plus de chances de résister, de venir à terme et bien portant, que la pyélonéphrite a commencé plus tard ses manifestations et ses accidents.

TRAITEMENT.

Quels sont les moyens dont nous disposons pour combattre la pyélonéphrite gravidique ? De ces moyens, quels sont les avantages réciproques et les inconvénients ? Quelles sont leurs indications ? Telles sont les trois questions que nous avons à résoudre.

I. — Les Moyens.

Il y a trois manières de traiter une pyélonéphrite ; on peut tout d'abord se passer d'intervention, attendre, surveiller, utiliser quelques moyens hygiéniques ou quelques agents thérapeutiques : c'est le *traitement médical*. Pour agir plus efficacement sur le foyer rénal de l'infection, on peut aussi recourir à une opération : c'est le traitement *chirurgical*. Enfin plutôt que d'aborder le rein par une incision, on peut encore interrompre la grossesse : c'est le *traitement obstétrical*.

1° *Traitement médical.*

Le premier objectif à réaliser au premier soupçon de pyélonéphrite ou même de *compression urétérale*, c'est de prévenir, de diminuer, de supprimer la compression de l'uretère. Pour cela, il suffit quelquefois de prescrire d'une façon habituelle ou prolongée le décubitus sur le côté opposé ; l'utérus est entraîné de ce côté, et l'uretère comprimé se trouve ainsi libéré. D'autres fois on recommandera, avec Lepage, la station assise dans un fauteuil, de préférence au décubitus horizontal ; l'utérus ne porte plus de tout son poids sur les régions urétérales, et la compression est encore diminuée d'autant. Dans une observation inédite du Dr Mougeot (de Chaumont), où la pyélonéphrite s'était développée sur une femme qui gardait, au cours de sa grossesse, la situation horizontale, les accidents ont cessé brusquement le lendemain du jour où on fit asseoir la malade et abandonner tout-à-fait le lit et la chaise longue.

Pour traiter l'infection réalisée, on utilise l'ingestion de liquides : quelle que soit la voie par laquelle ils soient introduits, voie stomacale ou voie sous-cutanée, ils exercent un lavage du rein. Les injections de sérum exercent, de plus, une action tonique particulièrement efficace. On prescrit encore les basalmiques, la térébenthine, le santal, l'arrhéol, tout en se défiant de l'action de ces médicaments sur le rein ; il faut en user avec beaucoup de prudence. Enfin les antiseptiques, tels que l'urotropine, l'helmitol, seront utilisés avec avantage, et suffiront dans les cas simples à désinfecter le bassinet.

Pour traiter l'*infection avec rétention*, essayez le moyen très simple et très pratique conseillé par Pasteau [1] : c'est la *distension de la vessie.*

On sait, en effet, que la distension vésicale provoque l'augmentation de la sécrétion rénale, et aussi l'exagération de la contractilité de l'appareil d'excrétion. Souvent, par exemple, on voit une colique néphrétique suivre la manœuvre de la lithotritie, ou encore une simple séance de cystoscopie provoquer l'expulsion d'un petit calcul rénal. La distension vésicale, par le réflexe qu'elle provoque, est un très puissant excitant physiologique du rein.

C'est en se basant sur ces considérations que Pasteau a eu l'idée très heureuse d'appliquer la distension vésicale au traitement des pyélonéphrites avec rétention, et dans trois cas, il est arrivé en effet, grâce à des séances répétées et temporaires de dilatation de la vessie, à faire cesser la fièvre et la douleur, et à permettre à la grossesse de suivre son cours jusqu'au terme.

Pour faire la distension vésicale, il n'est besoin que d'une seringue et d'une sonde. On pousse dans la vessie 150 à 160 grammes environ d'eau boriquée tiède ; le liquide est injecté peu à peu très lentement. On s'arrête dès que la malade accuse le besoin d'uriner. A ce moment, une douleur rénale assez vive indique la mise en jeu du réflexe ; on attend quelques minutes, on prie la malade de garder le liquide le plus longtemps possible. La même manœuvre est répétée trois ou quatre fois dans les vingt-quatre heures ; au bout de quelque temps, assez vite, la tuméfaction se montre moins volumineuse, moins rénitente, moins tendue [2].

Le moyen est simple, il est à la portée de tous ; on peut l'utiliser partout et sans inconvénient. Il n'est contre-indiqué que si la vessie est malade ; la distension aurait alors pour effet d'irriter la contractilité vésicale et d'aggraver les symptômes de la cystite.

Lorsque la *vessie est malade,* lorsqu'on peut supposer qu'elle a été le point de départ d'une infection ascendante, il est utile, il est même nécessaire d'y pratiquer quelques lavages. En général, les accoucheurs proscrivent les sondages pendant la grossesse ; le cathétérisme, en effet, peut être une occasion d'infection, même quand on prend toutes les précautions nécessaires. Mais lorsque la vessie est infectée et que les urines sont troubles, je crois qu'il a bien peu de chances d'ajouter à l'infection déjà établie ; je crois au con-

---

1. PASTEAU et D'HERBÉCOURT : *Traitement des infections rénales au cours de la grossesse* ; Soc. d'Obst. et de Gyn., 1898, et J. de Méd. de Paris, 1898, p. 153.

2. LECOUILLARD : *Des effets thérapeutiques de la distension vésicale.* Thèse de Paris, 1903, n° 464.

traire qu'il peut très utilement la traiter, s'il est fait suivant les règles et avec toutes les précautions nécessaires.

Aussi, j'accepterais pour ma part très volontiers, et j'approuve pleinement, la conduite de Wallich, qui, pour protéger la vulve contre les urines septiques, fait sonder pendant les suites de couches les malades qui ont des urines purulentes. Je ne vois à cette pratique aucun inconvénient, et chez les malades dont les urines sont très septiques, je vois des avantages à les recueillir directement avec la sonde.

2° Traitement obstétrical.

Agir sur l'utérus, cause de la compression et source de tous les accidents, interrompre la grossesse en provoquant soit l'avortement, soit l'accouchement, voilà le but qu'on poursuit avec le traitement obstétrical. Voyons les résultats qu'il a donnés.

A) *L'avortement* n'a été provoqué qu'une seule fois, c'est dans le cas de Balatre ; les deux reins étaient pris, l'état général devint à un moment si mauvais, que Potocki dut provoquer l'avortement au cinquième mois de la grossesse. La malade guérit rapidement.

L'avortement a été également provoqué une fois, il est vrai, par Twynam, mais ici la pyélonéphrite était guérie ; la malade avait déjà subi la néphrectomie. Et c'est pour prévenir des accidents — très improbables d'ailleurs — d'urémie, que Twynam crut, à tort selon moi, devoir pratiquer l'interruption de la grossesse.

B) *L'accouchement prématuré* a été provoqué six fois.

Dans un cas, Vinay interrompt la grossesse au huitième mois : l'enfant vient vivant et continue à vivre ; la mère guérit, et quelques semaines après ses urines sont claires.

Dans deux cas, Lepage agit de même, à sept mois et à sept mois et demi ; dans ce dernier cas, il s'agissait d'une pyélonéphrite double avec état général menaçant. La provocation de l'accouchement fut décidée d'accord avec M. Pinard. Des deux enfants, un est mort au bout d'un mois ; les deux mères ont guéri.

Enfin, trois observations appartiennent à Weiss ; l'accouchement a été provoqué à six mois, à sept mois et à huit mois et demi. L'enfant de six mois a vécu, et la mère est sortie quelques jours après guérie. L'enfant de sept mois est mort, et la mère avait encore un mois après du pus dans les urines. Le troisième enfant venu à huit mois ne pesait que 1,860 grammes.

3° Traitement chirurgical.

Sur le rein on agit de deux façons : on l'ouvre ou on l'enlève.

La *néphrostomie* compte 8 observations : 4 fois l'opération a été pratiquée dans le cours de la grossesse, 3 fois pendant les suites de couches et 1 fois quatre mois après l'accouchement.

L'opération a été pratiquée 4 fois pendant la grossesse : par Reed, Schwartz, Cumston et Helferich.

Dans le cas de Cumston[1], la néphrostomie fut pratiquée au cinquième mois de la grossesse ; deux gros abcès intra-rénaux furent ouverts et drainés. Mais le soulagement ne fut que momentané, et on dut, au bout d'un mois, pratiquer la néphrectomie secondaire.

Le cas de Reed a trait à une pyélonéphrite bilatérale : la néphrostomie fut faite à droite à la dix-neuvième semaine de la grossesse ; on ne trouva pas de pus, mais seulement le rein gros. Les accidents ne furent qu'atténués : la malade se cachectisa ; on dut pratiquer, à la trente-troisième semaine, la terminaison de la grossesse. L'amélioration vint après l'accouchement ; au bout d'un an la malade était guérie, l'enfant a vécu un mois et est mort d'atrepsie.

Dans le cas de Schwartz (obs. I de la thèse de Gebrack), la néphrostomie fut faite à droite au quatrième mois ; le rein était distendu par du pus. La malade, à la suite, s'améliora très rapidement ; elle accoucha spontanément au sixième mois ; sa fistule lombaire était fermée.

Enfin, dans le cas de Helferich, rapporté par Lohmer[2], la néphrostomie, pratiquée au cinquième mois pour une pyonéphrose, précéda d'un mois la néphrectomie secondaire.

Trois fois la néphrostomie a été pratiquée dans les suites de couches. La malade de M. Guyon fut opérée un mois après l'accouchement ; elle mourut le quatrième jour, et l'autopsie montra des lésions avancées des deux reins. Celle d'Albarran fut également opérée un mois après l'accouchement pour des accidents qui avaient débuté à la fin de la grossesse ; la fistule dura trois mois et se ferma au bout de ce temps. Quand à la malade de Poncet (thèse de Navas), elle fut opérée un mois après l'accouchement ; elle sortit de l'hôpital trente jours après, conservant encore une toute petite fistule. Celle de Gosset fut opérée au quatrième mois qui suivit l'accouchement ; huit semaines après elle était complètement guérie.

La *néphrectomie* a été pratiquée trois fois pendant la grossesse, dont deux fois consécutivement à la néphrotomie.

1. Cumston : *Loc. cit.*

2. Lohmer : *Operative Heilung eines durch Graviditât complicierten Falles von Pyonephrosis.* (Inaug. Dissert. Greifswald, 1898.)

Ainsi, dans l'observation de Cumston, la néphrostomie avait été insuffisante; on dut pratiquer l'ablation du rein pendant la grossesse. L'autre rein, d'ailleurs, était sain, et la grossesse suivit son cours normal.

De même, dans l'observation de Helferich, la néphrostomie pratiquée pour pyonéphrose au cinquième mois de la grossesse ne fut pas suivie de l'amélioration désirée. Un mois plus tard, il fallut faire la néphrectomie; la malade guérit, poursuivit sa grossesse sans incident et accoucha à terme d'un enfant vivant.

Dans le cas de Twynam, au contraire, la néphrectomie fut pratiquée d'emblée au troisième mois de la grossesse; la malade guérit en dix-sept jours. Ultérieurement, par crainte d'accidents urémiques, le chirurgien anglais crut devoir pratiquer l'interruption de la grossesse.

Cette mesure de prudence ne saurait se défendre; elle est absolument condamnable, car de nombreuses observations montrent que la grossesse évolue dans d'excellentes conditions chez les malades qui n'ont qu'un rein, à condition, bien entendu, qu'il soit bon.

C'est dans ce sens que plaident les observations de Schramm[1], de Fritch[2], de Tridondani[3], de Purlow[4], et les nôtres; elles montrent l'évolution normale de la grossesse chez des femmes qui ont subi antérieurement la néphrectomie. Une malade de Tridondani a eu, après une néphrectomie, trois grossesses qu'elle a menées à terme et qui se sont terminées normalement. Deux malades de Twynam lui-même ont eu une et deux grossesses après une néphrectomie antérieure, et tout s'est bien passé.

La question est donc, à ce point de vue, jugée; avec un seul rein la grossesse peut être menée à terme, et nous pensons que Twynam aurait mieux fait, pour pratiquer l'interruption de la grossesse, d'attendre chez sa malade les accidents qu'il a voulu prévenir.

II. — VALEUR RELATIVE.

Chacune de ces méthodes a ses avantages et ses inconvénients.

Les partisans de l'*accouchement prématuré* ne manquent pas d'arguments pour légitimer leurs convictions et leur conduite. En provoquant prématurément l'expulsion du fœtus, ils délivrent de

1. SCHRAMM : *Schwangerschaft, Geburt und Wochenbett nach Nierenextirpation.* (Berl. Klin. Woch., 1896, n° 6, p. 113.)

2. FRITCH : *Die Krankheiten der Frauen.* (Berlin, 1897.)

3. TRIDONDANI : *Tre gravidanze normali dopo nefrectomia.* (Annali di Ost. e Ginec. 1896, juillet.)

4. PURLOW : *Nephrectomy and Pregnancy.* (Brit. Med., J. 1898, t. I, p. 817.)

bonne heure l'uretère d'une compression gênante ; ils permettent au rein de se drainer naturellement et ne font, d'ailleurs, que réaliser ce plan de défense que l'organisme effectue souvent de lui-même.

L'accouchement prématuré est d'autant plus défendable que la grossesse est plus près de sa fin ; à partir du moment où la viabilité du fœtus est assurée, il peut sauver la mère sans compromettre l'enfant, et devient ainsi une ressource très précieuse et très recommandable.

Telle est l'opinion de Reed, qui propose de pratiquer l'évacuation de l'utérus en ayant recours, si besoin est, au forceps ou à la version, toutes les fois que l'état de la malade va en s'aggravant.

Tel est aussi l'avis de Kruse qui, dès 1889, n'aurait pas hésité, sur sa malade enceinte de huit mois, à pratiquer l'accouchement prématuré si les accidents, déjà sérieux, avaient pris une allure plus menaçante encore.

Weiss, de même, est partisan de l'accouchement avant terme toutes les fois que la pyélonéphrite résiste au traitement médical et menace l'existence de la malade. Dans ce cas, l'avortement provoqué serait, d'après lui, légitime. La statistique de l'auteur, nous l'avons vu, ne semble pas cependant très favorable à l'opinion qu'il défend.

Aussi, Weill me paraît-il beaucoup plus judicieux lorsqu'il réserve l'accouchement prématuré aux grossesses qui ont dépassé le septième mois, alors que la gravité des accidents nécessite, par ailleurs, une intervention.

C'est aussi l'opinion de Balatre qui, s'appuyant d'une part sur un cas personnel, de l'autre sur trois cas de Lepage où l'on a vu les accidents les plus graves cesser après l'expulsion du fœtus, se déclare nettement partisan de l'intervention obstétricale. « Evidemment, dit-il, on sacrifie l'enfant ; mais ce sacrifice, la nature l'opère souvent, et puis on court le risque, en retardant trop l'intervention, de la pratiquer sur une femme par trop affaiblie. »

A ces raisons, les adversaires de l'accouchement prématuré opposent de sérieuses objections.

C'est d'abord un sacrifice excessif, et même quand l'enfant est viable, c'est une intervention inutile ; car les choses s'arrangent souvent d'elles-mêmes et malgré la continuation de la grossesse.

« Il nous semble toujours inutile, disait Vinay en 1889, d'interrompre la grossesse au cours de la pyélonéphrite, même quand apparaissent des symptômes inquiétants, que la fièvre est intense et l'état général grave, et que des douleurs vives existent dans le flanc droit.

Comme la lésion est unilatérale et que le rein gauche fonctionne normalement, il n'y a à redouter ni l'éclampsie, ni les accidents qui accompagnent l'auto-intoxication gravidique. Si ces accidents sont très intenses, il suffisent à provoquer l'expulsion du fœtus ; et s'ils sont, au contraire, d'une intensité moyenne ou faiblement accentuée, ils cèdent vite à l'action du traitement médical, et la grossesse continue au grand bénéfice de l'enfant. »

De même, Le Brigand inspiré par Lepage condamne l'accouchement prématuré, « opération mauvaise en elle-même, parce qu'elle met au monde un enfant faible et incapable de résister aux infections ultérieures ». Cependant, ajoute-t-il, si on s'obstine à ne pas la pratiquer, on peut compromettre la vie de la mère sans grand bénéfice pour l'enfant. Il faut au moins temporiser le plus possible, et ne provoquer l'accouchement que si la vie de la malade est réellement en danger.

Une autre raison doit encore refroidir l'enthousiasme des partisans de l'accouchement prématuré, c'est que les accidents ne retrocèdent pas toujours après l'évacuation de l'utérus, et parfois l'intervention a été tout à fait inutile. Ainsi, nous avons vu dans les observations de Guyon et d'Albarran les accidents persister au lendemain de l'accouchement, et forcer même le chirurgien à pratiquer la néphrostomie, malgré l'évacuation de l'utérus.

Le *traitement chirurgical* a, lui aussi, ses partisans et ses détracteurs.

La *néphrectomie* est avant tout et surtout une opération excessive, et c'est son principal inconvénient. Ce n'est point le danger même de l'opération, ce n'est pas la crainte de voir la grossesse s'interrompre, qui doit faire rejeter la néphrectomie ; la question est à ce point de vue jugée, et on compte déjà un certain nombre d'opérations pratiquées sans entrave au cours de la grossesse.

Cumstom, Twynam, Helferich [1], ont pratiqué la néphrectomie au cinquième mois ; Kosinsky [2] l'a faite au quatrième mois ; Israël [3] de même ; il s'agissait d'une pyélonéphrite tuberculeuse, et la grossesse a continué son cours ; l'accouchement fut normal et l'enfant vivant.

Non, si la néphrectomie doit être rejetée, c'est qu'elle est avant tout une opération par trop radicale ; elle supprime un rein qui

<hr>

1. Lohmer : *Loc cit.*
2. Kosinsky : *Medycyna*, 1893, n° 40 et 43, cité par Cumston et Lohmer.
3. Israel : *Erfahrungen über Nierenchirurgie* ; Berlin, 1894, n° 91.

peut encore fonctionner, un rein qui sans doute est malade et altéré, mais dont les altérations peuvent être traitées d'une autre façon. C'est une ressource ultime à conserver pour les lésions complexes; c'est un moyen extrême dont il sera peut-être nécessaire de faire usage beaucoup plus tard; mais la grossesse peut continuer son évolution sans qu'on ait à discuter l'opportunité de l'ablation du rein, et les cas comme ceux de Cumston et de Twynam, pour lesquels la néphrectomie s'est imposée, me paraissent devoir être particulièrement rares.

La *néphrostomie*, au contraire, a de réels avantages.

Elle est avant tout une opération *conservatrice*! Conservatrice, elle l'est pour le rein qui bénéficie de ce que l'opération a de transitoire, de temporaire; conservatrice, elle l'est aussi pour la grossesse qui continue son cours. Elle est une opération d'attente, elle permet d'arriver à la fin de la grossesse, et cet avantage est très précieux lorsque la femme est enceinte seulement de quatre à cinq mois.

On lui fait cependant quelques objections.

D'abord, on lui reproche d'être une opération, de nécessiter un opérateur, d'exiger un arsenal spécial, et de ne pas être applicable partout et dans tous les milieux. L'argument est bien faible, et vraiment il est de ceux dont on ne peut tenir compte pour apprécier la valeur de la méthode.

On reproche ensuite à la néphrostomie la fistule qu'elle laisse à sa suite. Mais cette fistule est nécessaire, elle est le but même de l'opération, elle est la condition de son efficacité. D'ailleurs, elle n'est jamais que temporaire ; au maximum elle dure autant que la grossesse et cesse peu de temps après l'accouchement. Parfois même, elle a été fermée au bout de quelques semaines, pendant la grossesse, et si dans quelques cas elle a pu persister longtemps après l'accouchement, c'est qu'elle était entretenue par de telles lésions du rein qu'il était impossible de regretter de les avoir drainées par la néphrostomie.

« La néphrostomie, dit encore Balatre, ne met pas les malades à l'abri de l'accouchement prématuré, et l'observation de Schwartz en est une preuve ». Mais la fistule était déjà fermée quand la malade est accouchée au sixième mois ; la pyélonéphrite était donc déjà guérie, et la néphrostomie n'est pas responsable de cet accident, qu'elle ne me paraît jamais avoir directement causé.

Il n'y a donc rien de bien fondé dans les reproches adressés à la néphrostomie ; opération palliative et d'attente, elle a ses inconvénients, mais elle a aussi ses avantages. Et maintenant que nous connaissons la valeur relative de chaque méthode, nous avons tous les éléments voulus pour étudier leurs indications.

III. — Indications.

En présence d'une pyélonéphrite gravidique, que doit-on faire?

Plusieurs cas sont à considérer. Voici d'abord celui d'une *pyélonéphrite apyrétique* sans accident, sans complication. Le traitement médical s'impose; il est seul de mise en pareil cas. Avec une hygiène appropriée et un régime convenable, en évitant la fatigue, en utilisant le décubitus latéral intermittent, on doit obtenir et on obtient le résultat désirable. On prévient les accidents, on maintient la pyélonéphrite à un niveau qui ne lui permet pas de nuire beaucoup, parfois même on la guérit complètement pendant la grossesse.

Voici maintenant *une pyélonéphrite gravidique compliquée de fièvre*. Ici encore le traitement médical est le premier, et pendant longtemps sera le seul à mettre en vigueur. Ce qu'il faut savoir et ne pas se lasser de redire, c'est qu'un grand nombre de ces pyélonéphrites, malgré des manifestations bruyantes, n'entravent pas la grossesse et ne compromettent pas l'existence de la mère; il ne faut donc pas se laisser impressionner trop vivement par des réactions plus tapageuses que graves, ni se hâter de recourir trop tôt à des moyens dont la nécessité ne se fait pas immédiatement sentir.

C'est dans ces cas, où l'infection s'accompagne en général de rétention, qu'il sera bon de recourir à la dilatation de la vessie. Grâce à ce moyen, on verra quelquefois de violentes et effrayantes poussées de température cesser rapidement et la maladie reprendre son cours régulier.

J'en arrive alors à des cas *graves et complexes*; ce sont ceux dans lesquels la gravité de l'infection, et surtout la persistance de la fièvre, ont si profondément troublé la santé, qu'il faut absolument intervenir pour sauver la mère et l'enfant. Dans ces conditions, quel parti doit-on prendre?

Je crois ici nécessaire d'établir une première catégorie et d'envisager successivement les cas où la pyélonéphrite est bilatérale et ceux où elle ne l'est pas.

a) Lorsque la lésion est *bilatérale* et que les accidents par eux-mêmes comportent une indication, c'est à l'accouchement prématuré qu'il faut avoir recours. C'est la pratique tentée par Lepage, par Balatre, et je l'approuve absolument. Dans les observations de Lepage et de Balatre, les accidents étaient devenus tellement menaçants, qu'il fallait intervenir. Une double néphrostomie eût été une opération grave et susceptible par elle-même de compromettre la grossesse.

L'accouchement prématuré, au contraire, n'entrave qu'une grossesse déjà compromise par l'infection persistante. Il permet d'éviter des complications, telles que l'albuminurie ou la congestion pulmonaire, qui ne manqueraient pas de se produire avec une lésion bilatérale, et enfin, en décomprimant les uretères, il met fin aux accidents infectieux.

b) Lorsque la pyélonéphrite est *unilatérale*, il n'en va plus de même. La lésion est localisée; une seule opération suffit à l'atteindre et à la drainer; l'opération n'est pas grave pour la mère; elle n'est pas de nature à modifier le cours de la grossesse. Ici donc le traitement chirurgical reprend ses droits; la néphrostomie est préférable à l'accouchement prématuré.

Il faut cependant considérer à part les cas où les accidents qui forcent à intervenir se montrent dans les premiers mois ou dans les dernières semaines de la grossesse.

Lorsque la grossesse est à son milieu, à une époque où le fœtus n'est pas viable, ou quand un peu plus tard il ne l'est que dans des conditions assez précaires, la néphrostomie est sans conteste l'intervention de choix, puisque seule elle pare aux accidents en cours sans compromettre la grossesse ni la vie de l'enfant.

Au contraire, dans les dernières phases de la grossesse, plutôt que d'ouvrir le rein chez une malade qui est à la veille d'accoucher, je préférerais recourir à l'accouchement prématuré. La vie de l'enfant est assurée, et la lésion par ailleurs sera très heureusement modifiée par l'accouchement. Et si elle ne l'était pas, il y aurait encore la ressource de pratiquer pendant les suites de couches, mais avec moins de risques, l'opération de la néphrostomie.

Tout en reconnaissant combien il est illégitime de résoudre par des formules les problèmes si ardus de la thérapeutique clinique, je résumerai cependant les indications du traitement des pyélonéphrites graves en disant : Les pyélonéphrites *bilatérales*, quand elles font les accidents assez intenses pour nécessiter une intervention, sont justiciables de l'accouchement prématuré. Les pyélonéphrites *unilatérales*, au contraire, sont justiciables de la néphrostomie dans les sept ou huit premiers mois de la grossesse, et ce n'est que dans la dernière période qu'elles doivent être traitées par l'accouchement prématuré.

9 782019 971281